EDGAR MICHAELIS
(1890–1967)

JÜDISCHE MINIATUREN
Herausgegeben von Hermann Simon

Band 146 EDGAR MICHAELIS

Alle »Jüdische Miniaturen« sind auch im Abonnement beim Verlag erhältlich.

Die Deutsche Nationalbibliothek verzeichnet diese Publikation in der Deutschen Nationalbibliografie; detaillierte Daten sind im Internet über https://portal.dnb.de/ abrufbar.

Inh. Dr. Nora Pester
Wilhelmstraße 118, 10963 Berlin
info@hentrichhentrich.de
http://www.hentrichhentrich.de

Satz: Barbara Nicol
Druck: Winterwork, Borsdorf

1. Auflage 2014

Printed in Germany
ISBN 978-3-95565-035-3

JULIA RÖSELER

EDGAR MICHAELIS

ARZT UND SEELSORGER

HENTRICH & HENTRICH

CENTRUM JUDAICUM

Umschlag vorn:
Edgar Michaelis, ca. 1918
Foto: Ellen Czernichowski

Inhalt

Gewidmet den vergessenen Vordenkern der
modernen Psychotherapie

Die Frage des »Personalismus«, der positiven Erfassung des Menschen, sie ist keineswegs nur eine der Theorie, sondern (...) vor allem eine des Lebens.

Edgar Michaelis, 1927

Einführung

Diese Biografie entstand aus einer Dissertation, die den umfangreichen Nachlass des heute vergessenen jüdischen Psychiaters und Psychotherapeuten Edgar Michaelis (1890–1967) untersuchte. Er gehörte zu einer Gruppe von religiös-sozialistischen Intellektuellen, die sich um das idealistische Menschenbild ihrer Zeit sorgten. Der Paradigmenwandel vom Idealismus und seinen romantischen und aufklärerischen Vorbildern hin zum nüchternen, fortschrittsgläubigen Realismus hatte die Gesellschaft grundlegend verändert. Damit ging aus ihrer Sicht ein Verlust an Werten und an Menschlichkeit einher, der zu kaum beherrschbaren sozialen Problemen führte. Michaelis suchte als freier Psychotherapeut seine eigene berufliche Identität, ohne sich an die Psychotherapieschulen Freuds, Adlers oder Jungs zu binden. Besonders die distanzierte, mitunter auch respektlose Betrachtungsweise des Menschen als psychophysisch determinierte Maschine missfiel ihm. Nach dem antiken Vorbild des Priesterarztes entwickelte er als Antwort auf die »Entmenschlichung« der Psychotherapie eine »Ärztliche Seelsorge« oder auch Logotherapie. Er kann als einer der wenigen Diplomaten zwischen den verschiedenen Richtungen der Psychotherapie gesehen werden, der sich immer bemühte, Kontakte zwischen den einzelnen Gleichgesinnten herzustellen, um eine Erstarrung der Psychotherapieentwicklung zu verhindern. Hierbei waren ihm die Würde des Menschen und seine Idealität immer besonders wichtig. Als Mensch, der seiner eigenen Berufung zum Helfer seiner Mitmenschen gerecht werden wollte, ging er immer den Weg seines Gewissens. Einfühlungsvermögen und Intuition empfand er als seine persönlichen Gaben und unverzichtbare Grundlage der Beziehung zwischen Arzt und Patienten. Beide sollten sich, so Michaelis, als Menschen auf Augenhöhe, als »Ich und Du« gegenübersitzen. Hierarchien in Beruf und Gesellschaft waren ihm suspekt. Oft führte ihn diese Grundhaltung in die berufliche und soziale Isolation, zeitweise sogar in die Opposition gegen den Staat. Exemplarisch werden einzelne Kritiken, die er für die *Frankfurter Zeitung* verfasste, seine Vorträge für die Arbeitsgemeinschaft *Arzt und Seelsorger* und sein Engagement in der *Allgemeinen Ärztlichen Gesellschaft für Psychotherapie* vorgestellt.

Lebensgeschichte und Wirken

Edgar Michaelis wurde am 9. Oktober 1890 in Berlin geboren. Er wuchs in einer jüdischen Familie des Bildungsbürgertums auf. Das Familienleben war geprägt durch die religiös-soziale Orientierung des Vaters, der über Jahrzehnte ein führendes Mitglied der Berliner Humboldt-Loge Nr. 6 des Odd Fellow Ordens zur Förderung der Erkenntnis von Freundschaft, Liebe und Wahrheit war. Es ist anzunehmen, dass der Vater, Emanuel Michaelis, die Aufgabe hatte, diese Verbindungen zu pflegen, und daher oft in die USA reiste. Emanuel Michaelis und seine Brüder hatten in den USA Zahnmedizin studiert. Einige von ihnen blieben dort oder wanderten in den 1930er Jahren in die USA aus. Emanuel Michaelis soll auch Vorsteher einer jüdischen Gemeinde in Berlin gewesen sein. Zu Edgar Michaelis' besten Freunden gehörten Hans Rosenberg und seine Cousine Gertrud Liepe. Er besuchte das renommierte Französische Gymnasium. Dort lernte er neben der Unterrichtssprache Französisch auch Englisch und Italienisch. Michaelis wurde, wie üblich, von Hauslehrern auf die Bar Mitzwa vorbereitet und 1903 als mündiges Mitglied in die jüdische Gemeinde aufgenommen. Schon in der Schulzeit zeigte er eine ausgesprochene Neigung zur Romantik und eine Liebe zur klassischen Literatur.

Michaelis' Onkel Simon führte ihn in seinen »Akademisch-literarischen Verein« ein, indem er sich im Diskutieren übte. Der Kontakt mit den dort ein- und ausgehenden Literaten Berlins inspirierte ihn zu seiner späteren selbstständigen literarischen Arbeit. So soll er das Werk Goethes fast auswendig gelernt haben. Er übernahm aus »Wilhelm Meisters Lehr- und Wanderjahren«, »Das Leiden des jungen Werther« und anderen Klassikern die Sehnsucht nach der »universellen Freundschaft«, dem »Seelenfreund« und der Vorstellung der persönlichen Nachfolge eines inspirierenden Vorbildes. Dass sich seine Wünsche aber offenbar nicht erfüllten, lässt sich an den Briefen seines besten Freundes, Hans Rosenberg, ablesen. Dieser beklagte die mangelnde Unternehmungslust von Michaelis, der sich ja immer nur hinter seinen Büchern verstecke und nicht für den Spaß und die Streiche seiner Kameraden zu haben sei.

Rätselhaft erscheint die mehrfache Schilderung eines Berufungserlebnisses, das Michaelis während eines Blinddarmdurchbruches gehabt haben soll. Er habe in seiner Angst vor dem nahen Tod plötzlich eine Erscheinung von Jesus gehabt, die ihm den Auftrag gegeben habe, als Arzt den Menschen zu helfen. Ob er diese Vision tatsächlich erlebte, oder ob sie Teil seiner romantischen Vorstellungen war, ist unklar. Sie gibt aber zwischen den Zeilen einen Hinweis auf eine weitere wichtige Leitfigur in Michaelis' Leben: Den Reformator Martin Luther.

Nach Luther ist der Glaube Sache des einzelnen Menschen. Sie zwingt den Menschen zu einer intensiven Auseinandersetzung mit seiner »religio«, seiner Beziehung zu Gott. Der Mensch kann von Gott zum Dienst an anderen Menschen als Arzt oder Priester berufen werden, so wie es Michaelis schildert. Der Arzt muss nun die eigenen Glaubenszweifel, die heftigen inneren Auseinandersetzungen um die Last der Berufung aushalten lernen und währenddessen unbeirrt seinen Dienst an der Gemeinschaft tun.

Michaelis empfand diese Vision aber offensichtlich nicht als Bekehrungserlebnis zum Christentum, da er sich erst viele Jahre später und wahrscheinlich unter dem Druck der Ereignisse des Jahres 1933 taufen ließ. Hinweise zu den Taufpaten gibt es nicht. Es könnten Mitglieder der bekennenden Kirche gewesen sein, die sich im Johannesstift mit Michaelis getroffen haben.

Nach dem Abitur absolvierte Michaelis das Medizinstudium in Berlin und Freiburg und bestand das Staatsexamen cum laude (mit Lob). Kaum hatte er 1914 aus Interesse an experimentellen Arbeiten als Assistenzarzt am Bakteriologischen Institut Berlin zu arbeiten begonnen, wurde dieses nach Ausbruch des Ersten Weltkrieges geschlossen. Möglicherweise nahm er diese Tätigkeit auch aus moralischen Gründen später nicht wieder auf. Die Mikrobiologie forschte bereits damals nach biologischen Kampfstoffen. Michaelis begann zur Vorbereitung auf den Einsatz als Lazarettarzt ein chirurgisches Praktikum. Sein persönliches Vorbild, der Arzt Carl Gustav Carus, von dem später noch ausführlicher die Rede sein wird, hatte seinerzeit dasselbe getan, als die Napoleonischen Truppen vor Leipzig standen. Michaelis allerdings beendete es bereits nach wenigen Monaten, weil er sich dort nicht wohlfühlte. Der zunehmende Bedarf an psychiatrisch und psychotherapeutisch geschulten Ärzten ermutigte ihn entgegen der Meinungen seiner Verwandten, eine Laufbahn als Psychiater einzuschlagen. Besonders sein Vater sorgte sich wegen der Sensibilität und Neigung zur Träumerei um die geistige Widerstandskraft seines Sohnes. 1916 heiratete er Käthe Guttmann, die er wahrscheinlich acht Jahre zuvor während eines Kuraufenthaltes in Wolfsgrund kennengelernt hatte.

Vielleicht setzte Michaelis auch aus Opposition gegenüber dem eher praktisch und wirtschaftlich denkenden Vater seinen Wunsch durch, sich intensiv mit der Seele des Menschen zu befassen. 1913 schenkte ihm sein Freund Hans Rosenberg die 1831 erstmals erschienenen »Vorlesungen über Psychologie« von Carus. Dieses Buch gewann in den folgenden Jahren große Bedeutung für Michaelis, da es nicht nur ein bekanntes Werk der romantischen Seelenkunde war, sondern auch seine religiösen und politischen Vorstellungen in einem idealistischen Weltbild auf naturphilosophischer Basis vereinte. Er bewarb sich auf eine Stellenausschreibung als Assistenzarzt in der Psychiatrischen Universitätsklinik Gießen und wurde sofort eingestellt. Er betreute eine Station mit »nervös Kranken« und fühlte sich »sehr offen und aufnahmefähig«, fühlte sich »sofort in [s]einem Element und wusste, dass [er] dort hingehöre«.

Er verfasste 1916 unter der Leitung von Professor Sommer seine experimentell-psychologische Dissertation »Zur Kenntnis der psychischen Erkrankungen bei Kriegsteilnehmern«. Diese Arbeit ist insofern bemerkenswert, als dass er den Mut zeigte, die Rolle der Militärpsychiater durchaus kritisch zu kommentieren. Er widersprach der weitverbreiteten Auffassung, dass die psychische Belastbarkeit keinen Einfluss auf die allgemeine Wehrfähigkeit habe. Er vertrat also die Ansicht, dass nicht jeder Mensch die geeignete psychische Konstitution für den Kriegsdienst habe, selbst wenn er körperlich diensttauglich sei. Der eigentliche, experimentelle Teil der Arbeit bestand in einem Fallbericht über einen kriegstraumatisierten jungen Mann, den er über mehrere Wochen täglich denselben Fragebogen beantworten ließ. Im Verlauf zeigte sich an den Antworten, dass der psychotisch erkrankte Soldat langsam in die Realität zurückkehrte.

»Ich las nun ziemlich viel Literatur und kam zu einem ungewollten Gegensatz zu Prof. Bonhoeffer, der behauptete, alle diese am Kriege Erkrankten seien Psychopathen. Ich habe dies bestritten. Durch innere Klärung konnte ich dem einen oder anderen wieder zur Gesundheit verhelfen. Dadurch wurde die innere Ordnung wieder hergestellt und das Gemüt aufgehellt.«

Diese aus heutigem Verständnis banal klingende Aussage zeugt davon, dass sein Wunsch nach persönlicher Aufrichtigkeit in Konflikt mit seinem Respekt vor den anerkannten Experten geriet. Obwohl er Prof. Bonhoeffer, der ihn ja mit seinen Vorlesungen über Psychiatrie an der Charité beeindruckt hatte, verehrte, konnte er seine eigenen Beobachtungen und Erfahrungen in der Behandlung der kriegstraumatisierten Soldaten nicht ignorieren. Daher zeugt von seinem Mut, dass er einem der führenden Psychiater in der Frage der Beurteilung der kriegsbedingten psychischen Störungen widersprach. In seiner Dissertation ging es nicht nur um die Frage, ob Kriegsneurotiker Psychopathen oder Simulanten seien oder nicht, sondern auch um die Haltung gegenüber der psychischen Wehrtauglichkeit. Er schilderte einen Fall eines körperlich und geistig gesunden, intellektuell aber etwas eingeschränkten Bauernsohns, der anfangs den körperlichen Anforderungen des Krieges problemlos genügte. Nach einer Schussverletzung am Arm brach jedoch eine Psychose aus. Dieser liege, so Michaelis, ein Kriegs- und ein religiöser Komplex zugrunde. Der bisher in einem bayrischen Bauerndorf aufgewachsene junge Mann aus einfachen Verhältnissen sei nun mit den Erlebnissen im Krieg konfrontiert worden. Es fehlten ihm zudem die intellektuellen Fähigkeiten, um diese zu verarbeiten. Hier verwendete Michaelis erstmals den Begriff der Synthese, womit er die Einordnung der Erlebnisse in das individuelle Weltbild meinte. Der junge Mann sprach in seiner Psychose ausschließlich vom Militär, wähnte sich noch im Krieg unter feindlichem Beschuss. In einem Brief an seine Eltern schrieb er einzelne Worte eines Gebets – sinngemäß: »Jesus Christus in alle Ewigkeit Amen.« Michaelis deutete dies als einen religiösen Komplex. Er deutet zwischen den Zeilen an, dass der Patient sich in seiner Abneigung gegen den Kriegsdienst in die Psychose »geflüchtet habe«. Dies hätte als Dienstverweigerung eine Strafe zur Folge gehabt. Michaelis wollte damit nachweisen, dass ein Mensch nicht nur aus psychischen oder physischen Gründen, sondern auch aus intellektuellen, religiösen und allgemein moralischen Gründen eine Kriegspsychose entwickeln könne. Auch die romantische Lebenskunst, die sich Michaelis zu eigen gemacht hatte, ließ sich nun sicher nicht mit den Lebensumständen als Wehrpflichtiger an der Front vereinbaren. Schon aus diesem Grund widerstrebten ihm die Behandlungsmethoden, mit deren Hilfe Soldaten wieder kampffähig gemacht werden sollten. Er empfand ein tiefes Mitleid mit ihnen und versuchte daher sein Möglichstes, sie vor der Rückkehr an die Front zu bewahren. Ein weiterer Punkt war seine Abneigung gegenüber dem Aufgehen des Einzelnen in der Masse. Der einzelne Mann wurde zum Teil einer militärischen Wehreinheit, er verlor seine Individualität. Dieser Masse sollte er nun, mehr oder weniger freiwillig, seine Gesundheit oder auch sein Leben opfern. Michaelis berichtete von mehreren Begegnungen mit Patienten in dieser Zeit: »Als ich aus einem Urlaub auf meine Station zurückkehrte, fand ich einen jungen Volksschullehrer namens Kauter als Patienten vor. Er litt an Dämmerzuständen, wähnte sich noch auf dem Felde und war sehr verängstigt. Es gelang mir, ihm ohne Analyse zu helfen, ihn zu lösen und der Genesung zuzuführen. Ich hatte die Gabe, mich intuitiv in die Menschen einzufühlen. Er hatte Zweifel an Gott bekommen. Ich hatte tief mit ihm gesprochen und wuchs selbst daran. Dieser Patient hat sehr schöne Gedichte geschrieben während seiner Krankheitszeit. [...] Bei diesem dichterisch veranlagten, aber sehr gestörten Menschen wachte im Genesungsprozess seine Dichtung wieder auf und klärte sich.«

Die Aufgabe eines Psychiaters bestand sicher nicht darin, einem psychisch kranken Soldaten wieder zur Genesung und zur Ausübung seiner kreativen Fähigkeiten zu verhelfen, sondern darin, ihn wieder wehrfähig zu machen. Unter dem Patronat von Prof. Sommer in Gießen konnte er sich dessen Wohlwollen noch sicher sein, und scheinbar hinderte ihn niemand an seiner spirituell orientierten Psychotherapie. Als Zivilarzt gehörte er, trotz Offiziersrang und Uniform, scheinbar weder eindeutig zum Militär noch zu den Zivilisten. Wäre er Militärpsychiater gewesen, hätte sein Verhalten als subversive Wehrkraftzersetzung bestraft werden können. Diese Anstellung gab er wegen Erschöpfung und infolge einer Nierenblutung auf. Eine befürchtete Nierentuberkulose konnte jedoch ausgeschlossen werden. Er schien sich seiner Behandlungsmethode sehr sicher zu sein, sodass er sie auch an seiner folgenden Anstellung weiterhin praktizieren wollte. So begann er ab Ende Oktober 1916 in der Weilerschen Kuranstalt in Berlin-Westend als Assistenzarzt, doch kam es prompt wegen eines Patienten zum Streit zwischen Michaelis und Dr. Weiler:

»Der Weiler'schen Kuranstalt war eine Abteilung für im Krieg erkrankte Engländer angegliedert. Dieses Haus musste ich in der Folge besorgen. Darin war ein Patient, der zuerst Theologie studiert hatte, dann aber Maler geworden war.

Dr. Weiler, der kein guter Arzt und unsympathisch war, hatte eine Aversion gegen diesen Engländer und sagte mir, ich solle mich nicht mehr mit diesem beschäftigen. Der Engländer hatte Wutanfälle, starke Erregungen. Zwischen ihm und mir entstand sofort Sympathie. Ich konnte gut auf ihn eingehen. Er sagte später zu mir, ich hätte Intelligenz und Charme. Er fing unter mir wieder zu malen an. Täglich befasste ich mich mit ihm. Dies nahm mir der Chefarzt übel. Er verargte mir den Erfolg, den er nicht hatte. Bei ihm bekam der Engländer stets Erregungen und Wutanfälle. Eines Tages war der Engländer Brackwell weg. Dr. Weiler hatte ihn, ohne mich, den ihn behandelnden Arzt zu fragen, ins Lager für zivilgefangene Engländer und Franzosen abtransportieren lassen. Brackwell konnte dort nicht belassen werden. Ich habe mich sofort für ihn verwendet, ohne Resultat. Auf diesen Vorfall hin kündigte ich. Die Sache mit Brackwell ging mir so nah, dass ich selber krank wurde. Ich ging sofort weg. Wir wohnten eine Zeit bei meinen Eltern.«

Anschließend bewarb sich Michaelis in der Poliklinik der Charité bei Prof. Bonhoeffer, obwohl er dessen Ansichten über die Kriegsneurosen nicht teilte. Doch wenige Tage nach Stellenantritt wurde er telegrafisch aufgefordert, sich als Arzt im Lazarett Thorn in Westpreußen einzufinden. Seine Schilderung weist auf seine Einstellung zum Kriegsdienst hin:

»Bis jetzt war ich vom Militärdienst befreit gewesen. Ich musste mir auf meine Kosten eine Uniform machen lassen, eine besondere als Zivilarzt. Käthe kam mit nach Thorn. Dann passierte noch, dass ich mir am Tage vor der Abreise den Arm ausrenkte. Kurz nach Ostern 1917 reisten wir. Ich stellte mich in Thorn mit dem Arm in der Binde vor, was als sehr tapfer aufgefasst wurde.«
Es war nicht erwünscht, eine persönliche Beziehung zu seinen Patienten herzustellen, da diese meist unter dem Generalverdacht der Simulation gestellt wurden. In Thorn hatte man eine Notunterkunft für neurologisch und psychisch erkrankte Soldaten in einem Schulhaus eingerichtet. Diese lebten in einem einzigen Saal zusammen. Für Michaelis waren diese Zustände schwer erträglich, doch gelang es ihm, sich einen guten Ruf zu erarbeiten. Auch ein Rabbiner habe ihn zu seiner Tochter gerufen, um sie zu behandeln. Bereits kurz nach Dienstbeginn erkrankte Michaelis wieder und bemerkte hierzu sarkastisch: »Der dortige Professor war über meine Leistungen begeistert, die ich auf Kosten meiner Gesundheit erbracht hatte. Ich konnte nicht mehr. Ich bekam ein gutes Zeugnis.«
Nach einem dreiwöchigen Urlaub musste sich Michaelis in Graudenz einfinden, um neben dem bestehenden Zuchthaus eine neue Beobachtungs-

station für psychisch und nervlich Kranke einzurichten. Er ging für seine pazifistische Überzeugung ein persönliches Risiko ein und bewies Mut, indem er versuchte, die militärischen Regeln zu umgehen. Damit fiel er unangenehm auf, was bald zu Konsequenzen führte. Ein Oberarzt reichte zum Beispiel Beschwerde ein, weil Michaelis ihn nicht militärisch korrekt gegrüßt habe. Er reichte Gegenbeschwerde ein, dass er sich von einer solchen Lappalie belästigt fühle. Daraufhin erkrankte Michaelis erneut. Er wurde prompt der Simulation verdächtigt und am 21. August 1918 auf die militärische Festungsstation zur Beobachtung von Simulanten, die Marienburg, eingewiesen. Nach den Paragrafen 81–84 des Militärstrafgesetzbuches des Deutschen Reiches drohten ihm bis zu fünf Jahre Haft. Dank der Intervention seiner Ehefrau wurde er bald wieder aus Marienburg entlassen. Pikanterweise wurde ihm bescheinigt, schon vor dem Krieg psychisch labil gewesen zu sein, was für einen angehenden Psychiater nicht gerade eine Empfehlung bedeutete. Er durfte einen längeren Urlaub antreten, der zufällig genau bis zum Ende des Krieges andauerte. Das Ehepaar besuchte Verwandte in Danzig, mit denen es aber vermutlich zu politischen Meinungsverschiedenheiten kam: »Käthes Angehörige waren damals noch sehr pro-Deutsch [sic!] und überzeugt von der gerechten Sache des Krieges, während Käthe

und ich bereits sehr pazifistisch eingestellt waren.«
Anschließend verbrachte das Paar einen längeren Erholungsurlaub in den Alpen. Auch in späteren Situationen zeigte sich, dass Michaelis entweder großes Glück oder gute Verbindungen zu einflussreichen Leuten zu haben schien. 1917 erhielt er sogar das Hessische Militärverdienstkreuz für seine Verdienste als Militärpsychiater. Zurück in Berlin vertiefte er sich für seine persönliche Ausbildung zum Psychotherapeuten in die psychiatrische Fachliteratur. Seinen Schwerpunkt legte er aber auf die Grundfragen der Philosophie wie die Frage der guten und bösen Anlagen der menschlichen Natur, die Sinnerfüllung und die Beziehung des Einzelnen zu sich selbst und seine persönlichen Entwicklungsmöglichkeiten (Syneidesis) und zur Gesellschaft (Concentia).
Er war froh, die institutionellen Zwänge als Anstaltspsychiater hinter sich lassen zu können und wollte sich nun ungehindert seiner psychotherapeutischen Tätigkeit widmen. So ließ er sich 1919 als »Nervenarzt« in eigener Praxis in Berlin nieder.
Für einen Psychotherapeuten in Berlin boten sich nach dem Ersten Weltkrieg entweder die Schule Sigmund Freuds im Berliner Psychoanalytischen Institut oder die Alfred Adlers Individualpsychologie zur Weiterbildung an. Michaelis konnte sich als Romantiker weder mit Freuds realistisch-triebfokussiertem

noch mit Adlers realistisch-sozialem Menschenbild identifizieren. Das von beiden vertretene illusionslose Menschenbild und die Überbetonung des Sexualtriebes wurden seit ca. 1912 von den Amtskirchen beider Konfessionen, aber auch von zahlreichen humanistischen, liberal-bürgerlichen und sozialdemokratischen Autoren kritisiert. Während die Psychoanalyse sich klar von der Philosophie abgegrenzt hatte und eine rein objektive Wissenschaft werden wollte, fand durch C. G. Jungs Arbeiten wieder eine Annäherung an die personalen und transpersonalen Aspekte statt. Jung betrachtete die Psychoanalyse nur als einen Teil der tiefenpsychologischen Therapie. Durch Einbezug der anthropologisch-psychologischen und spirituellen Aspekte entwickelte er die »Psychosynthese«. Jung näherte sich dem idealistischen Menschenbild der spekulativen Naturphilosophie an und distanzierte sich damit deutlich von Freuds biologistischer, triebfokussierter Sichtweise. Die Beziehung zwischen Arzt und Patient wurde von Jung höher bewertet, trotzdem spielte die Persönlichkeit des Arztes in der therapeutischen Beziehung noch kaum eine Rolle. Seine Anhänger Alphonse Maeder, Hans Trüb, Roberto Assagioli, und Poul Bjerre nahmen den Begriff »Psychosynthese« von Jung auf und entwickelten ihn in jeweils ihrer eigenen Richtung weiter. Auch wenn Maeders »appellative Therapie«, Assagiolis »Psychosynthesis« und Trübs und Bjerres »Psychosynthese« keine eigenständigen Therapieschulen darstellen sollten und auch keine große Bekanntheit erreichten, übten sie doch einen großen Einfluss auf die Weiterentwicklung der Psychotherapie aus. Michaelis schloss sich mit seinem eigenen Konzept einer »ärztlichen Seelsorge« oder auch »Logotherapie« dieser Richtung der Psychotherapieentwicklung an. Gemeinsam war allen Konzepten, dass sie das idealistische Menschenbild dem biologistischen Bild der psychoanalytischen Pioniere ausdrücklich entgegenstellten. Aus der Erfahrung, dass die Gründung einer orthodoxen Therapieschule nach Freuds Vorbild die Entwicklungsmöglichkeiten der Psychotherapie behinderte, bewahrten sich die »Psychosynthetiker« ihre ideologische Unabhängigkeit von Freud oder Adler. Dies ermöglichte auch ihre Öffnung gegenüber den Erkenntnissen einzelwissenschaftlicher Disziplinen wie der Religionspsychologie, der Klinischen Medizin (Neurologie, Psychiatrie, Psychosomatik) sowie der Existenz- und Lebensphilosophie. Den Pionieren der Psychosynthese war folgendes Ziel gemeinsam: Sie wollten dem psychisch gesunden, aber an seiner Lebenssituation in der Gesellschaft krankenden Menschen die Entdeckung seiner eigenen seelischen Struktur ermöglichen. Dies sollte ihn befähigen, seine eigenen Problemlösungsstrategien zu entwickeln und somit seine

Lebensziele zu erfassen und umzusetzen. Um ihm zu einem stabilen seelischen und körperlichen Gleichgewicht zu verhelfen, wurden die Grundlagen einer ausgeglichenen Lebensführung vermittelt. Diese lassen sich mit den einfachen Regeln »Nichts zuviel!« und »Halte die mittlere Bahn!« zusammenfassen, die auf die antike Ars Vivendi (Ciceros »medium tene cursum«) zurückgeht. Dies schließt also auch die Akzeptanz der individuellen körperlichen und psychischen Grenzen der Belastbarkeit mit ein. Für Menschen, die aufgrund ihrer kränklichen Konstitution mit den gesellschaftlichen Anforderungen überfordert waren, gleichzeitig aber unter hohem Anpassungsdruck standen, bedeutete diese Akzeptanz ihrer persönlichen Grenzen eine psychische Entlastung. Diese wiederum führte zu Erkenntnissen über die eigene Person, ihre Stellung innerhalb der Lebensumwelt und ihrer Entwicklungsmöglichkeiten im Rahmen der persönlichen Leistungspotenziale. Darüber hinaus sollte auch spirituelles, nicht religionsgebundenes Wachstum ermöglicht werden. In der Praxis bedeutete dies, dass nach der üblichen ausführlichen Anamnese die psychischen Konflikte näher eingegrenzt wurden. Dann wurden die Ressourcen, d.h. die positiven, kreativen Fähigkeiten des Patienten hervorgehoben und therapeutisch eingesetzt. So interessierte sich Michaelis für die Begabungen seiner kriegstraumatisierten Patienten.

Wenn diese ihre kreativen Fähigkeiten wieder mit Freude übten, so beobachtete Michaelis meist auch eine psychische Besserung. Durch die Besprechung der spirituellen Themen wurde die allgemeine seelische und spirituelle Entwicklung des Patienten gefördert. In Berlin standen ihm die religiösen Individualpsychologen Künkel und Rudolf Allers nahe. In der Schweiz fühlte er sich Paul Häberlin, Paul Tillich, Leonhardt Ragaz, Trüb und Maeder verbunden. Einige von ihnen standen dem religiösen Sozialismus nahe. Constantin von Monakow muss Michaelis ca. 1927 bei einem Kongress begegnet sein. Der berühmte Hirnforscher wurde zu einem besonderen Mentor für Michaelis, doch leider starb er bereits 1930.
1925 veröffentlichte Michaelis sein bekanntestes Werk »Die Menschheitsproblematik der Freud'schen Psychoanalyse – Urbild und Maske«, in dem er, wie es in der Einleitung heißt, lediglich seine Gedanken zur Freud'schen Psychoanalyse der letzten drei Jahre intensiver Auseinandersetzung mitteilen wollte. Der Titelzusatz »Urbild und Maske« spielt auf das griechische antike Theater an, in dem die Person des Schauspielers sich hinter einer Maske versteckt, sodass der Zuschauer die wahre Gestalt und die Persönlichkeit des Schauspielers nicht erkennen kann. So habe auch Freud sich hinter der Maske seiner radikalen Ideologie versteckt, doch sei er eigentlich ein ganz anderes »Urbild«. Freud sei

nicht der pessimistische, strickt realistisch, betont objektiv denkende und gefühlskalte Mensch, der er zu sein vorgebe. So äußerte er über Freud »Die ›höheren Strebungen‹, die in der Lehre fehlen, wo das ›Wesen des Menschen als triebhaft und böse‹ hingestellt wurde, diese höheren Strebungen sind das verborgenste Gut auf dem Grunde der Seele ihres Schöpfers aufzeigbar«. Hinter der Maske verberge sich eine empfindsame Person, die von einer enttäuschenden Vaterfigur geprägt worden sei. Freud habe sich um die Beschreibung der menschlichen Psyche sehr verdient gemacht. Seine Lehre sei keineswegs als falsch zu verwerfen, doch bedürfe es seiner Ansicht nach einer Ergänzung um die auch bei Freud vorhandene idealistische Seite. Neben der Betonung der Triebe des Menschen sollte der Psychotherapeut, der Seelsorger und Erzieher auch das Streben nach einer positiven Haltung und einer Entwicklung der guten Anlagen und Fähigkeiten des Menschen berücksichtigen.

Michaelis erwarb sich mit diesem Werk einen Ruf als geschickt argumentierender Kritiker Freuds. Offensichtlich war es ihm ein wichtiges Anliegen, die Stimme der Kritik an jeder einseitigen psychologischen Forschung, also auch der Verhaltenstherapie, nicht verstummen zu lassen. Anhand der noch vorhandenen Buchrezensionen und seinem Werk »Die Menschheitsproblematik der Freud'schen Psychoanalyse« lässt sich sein jahrzehntelanges Engagement für das idealistische Menschenbild belegen. Seine konsequente Ehrlichkeit zeigt sich auch in der respektvollen und einfühlsamen Art und Weise, mit der er Freuds Erkenntniswege nachzuvollziehen versucht. Mittels der Technik der »Demystifikation« wendete er Freuds eigenen Ansatz der »Entlarvung« auf Freud selbst an. Der Mensch – so Michaelis – sei eben nicht hilflos seinen Trieben ausgeliefert, sondern versuche fortwährend, seine individuellen, positiven Begabungen zu finden und zu entwickeln. Um den Menschen hierzu zu befähigen, bedürfe es einer geeigneten Erziehung und Förderung seiner Begabungen. Michaelis' Werk wurde von den befreundeten religiösen Sozialisten und den Anhängern der Bewegung »Arzt und Erzieher« positiv aufgenommen, doch blieb das Echo auf lange Sicht unter seinen Erwartungen. Michaelis schickte seine Erstausgabe an viele bedeutende Persönlichkeiten wie Martin Buber, Ricarda Huch, Thomas Mann, Paul Häberlin, Hermann Graf von Keyserling und andere, die ihm wohlwollend zu seinem Erstlingswerk gratulierten. Dadurch ergaben sich zahlreiche neue Kontakte und auch Freundschaften wie die zu Maeder, ein Schweizer Psychotherapeut und ehemaliger Freud-Schüler. Dieser machte ihn wiederum mit anderen Mitgliedern und Gästen des Psychologischen Clubs in Zürich wie Trüb und Constantin von Monakow bekannt.

Die Michaelis' unternahmen häufig Erholungsreisen in die Schweizer Berge. In der Natur konnten sie sich von den Anstrengungen des Berliner Alltags erholen. Maeder war von Michaelis' Kritik an Freuds Psychoanalyse beeindruckt und nahm 1926 Kontakt zu ihm auf. Maeder empfahl während eines von ihm gehaltenen Vortrages an der Pariser Sorbonne Michaelis' Werk. Die französische Ausgabe folgte 1932. Die Anhänger der Psychoanalyse allerdings zeigten sich unbeeindruckt von Michaelis' Kritik an Freud.
1925 verfasste Michaelis einen Beitrag unter dem Titel »Freud und die Religion« für die linksliberale jüdische Zeitschrift »Der Morgen«, in dem er seine wichtigsten Thesen zur Freud-Kritik kurzgefasst wiedergab. Dies war, wie auch die *Frankfurter Allgemeine Zeitung*, ein linksliberales Blatt, in dem auch religiöse Sozialisten ihre Beiträge veröffentlichten. Beispielsweise bezog sich Michaelis auf die Freudkritiken von Paul Tillich und Oskar Pfister.
Auch Martin Bubers Werk übte einen großen Einfluss auf die Entwicklung der damaligen Psychotherapie aus: Sein »dialogisches Prinzip« findet sich ausdrücklich in der Psychosynthese des mit Michaelis langjährig befreundeten Psychotherapeuten Hans Trüb wieder. Michaelis diskutierte mit Ernst von Düring über den von Buber gebrauchten Begriff der »religio«, der die Beziehung des Menschen zu Gott bezeichnet. Michae-

lis war zwischen 1923 und 1932 bei der linksliberalen *Frankfurter Zeitung* als Kritiker für Neuerscheinungen aus dem Gebiet der Psychologie, Psychotherapie und Psychiatrie zuständig. Die *Frankfurter Zeitung* war eines der wenigen demokratisch gesinnten Blätter und bot daher ein Forum für die außerparlamentarische, liberal-bürgerliche Opposition. Im Feuilleton publizierten viele bekannte Literaten und Künstler der Zwischenkriegszeit wie Hermann Hesse, Walter Benjamin oder Ernst Bloch. Michaelis' Kritiken zeugen wiederholt von seinem Bekenntnis zu einem idealistischen Menschenbild und von seinem Engagement für die Erweiterung und Weiterentwicklung der Psychotherapie in die psychosynthetische Richtung, welche aus der Schule C. G. Jungs hervorging. In seinen Beiträgen nennt er Carus als einen Vertreter einer sozialreligiösen Ordnung. Diese könne schrittweise etabliert werden, indem die neue Generation schon in diesem Sinne eines überkonfessionellen Sozialismus erzogen werde. Michaelis bezog sich auch aus einem anderen Grund während der 1930er Jahre auffällig oft auf den Romantiker Carus: Die Nationalsozialisten hatten Gefallen an den rassistischen und elitären Gedanken von Carus gefunden. Hinzu kam, dass ein Lebensphilosoph aus der Schule von Ludwig Klages ihn nun in die Nähe Nietzsches zu verorten versuchte, wobei er Carus auch falsch zitierte. Damit wäre Carus' Psychologie nun ein

Teil einer antiidealistischen Bewegung geworden, was Michaelis unbedingt zu verhindern versuchte. Aus diesem Grund gab er die »Vorlesungen über Psychologie« von Carus mit eigenen Kommentaren und Querverweisen zu der moderneren psychologischen Literatur neu heraus. Die »Vorlesungen« skizzieren die Grundzüge von Carus' Weltanschauung. Der Titel ist dabei etwas irreführend, handelt es sich doch weniger um Abhandlungen über Psychologie als vielmehr um die humananthropologische Darstellung der »Entwicklungsgeschichte der Seele«. Für die Ideengeschichte der Psychologie sind Carus' Werke insofern interessant, da er den aristotelischen Begriff der Seele rezipierte und mit der Formulierung des »Unbewussten« Freuds Erkenntnisse in gewissen Aspekten vorwegnahm. Carus unterteilte das Leben der Seele in ein Unbewusstes und ein Bewusstes. Während bei Carus und seinem idealistischen Vorbild Goethe das Unbewusste eher positiv mit inneren ethischen und moralisch wertvollen Kräften besetzt zu sein schien, war Freud davon überzeugt, im Unbewussten die Quelle der sexuellen und zerstörerischen Triebe entdeckt zu haben. Gemäß seiner naturphilosophischen Prägung war das Unbewusste bei Carus dagegen der Ursprung des positiven Entfaltungsstrebens der Persönlichkeit. Letztere sei die eigentliche Triebkraft des Menschen, einen eigenen, durch individuelle Anlagen vorbestimmten Weg zu verfolgen. Carus schilderte in seinem Werk »Psyche« einen weiteren Teil seiner naturphilosophischen Weltanschauung. Danach beginne die biologische Entwicklungslinie zunächst mit der Pflanze, gehe weiter zum Tier und schließlich zum Menschen. Das Tier verfüge aber nicht über geistige Fähigkeiten und könne daher – hier widerspricht Carus Darwin – nicht Vorfahre des Menschen sein. Carus beschrieb hier des Weiteren seine Vorstellung von der Höherentwicklung der menschlichen Seele im Laufe mehrerer Inkarnationen. Dabei beginne die Seele ihre Entwicklung in einem Menschen eines »primitiven Urvolkes«, das zum Lebenserhalt vor allem körperlichen Grundbedürfnissen nachgehe und sich nicht nennenswert geistig betätige. Die Seele durchlaufe nach und nach die verschiedenen Kulturen und Völker. Damit würden sich steigende Anforderungen an die geistig-seelischen Fähigkeiten des Menschen ergeben. Letztendlich erreiche die Seele den Nordeuropäer des Bildungsbürgertums. Die Seele könne nun ihre Talente ausbilden und geistig sowie schöpferisch tätig werden. Die höchste Entwicklungsstufe des Menschen sei das Genie, das seine zahlreichen Talente in künstlerische Produktivität umsetze. Je geistiger eine Seele entwickelt sei, desto sensibler sei sie auch. Damit werde sie auch anfälliger für psychische Störungen. Die Seele, welche die Widrigkeiten des sozialen Lebens sowie Krankheiten und Bedrohungen aller Art zu meistern verstehe, könne sich bis hin zur Erleuchtung weiterentwickeln. Carus' cranioskopische, physiognomische und anthropologische Studien spiegelten sein hierarchisches, anthropozentrisches Menschenbild, das eine große Spannweite vom Geniekult bis zum Rassismus überbrücke, wider. Carus präsentiere in seinen Spätwerken mehrfach seine aus heutiger Sicht ethisch fragwürdige Anthropologie der »Nacht-, Dämmerungs- und Tagvölker«. Er hätte sich selbst indirekt, aber dafür wiederholt, zum genialen, höchstentwickelten, ja schon fast erleuchteten Nordeuropäer erklärt. Carus war mit Darwins Einreihung des Menschen in die Entwicklungslinie der Tiere nicht einverstanden, da er einen bedeutenden Unterschied zwischen Menschen und Tieren sah und schon aus religiösen Gründen (der Mensch als Krone der Schöpfung) keine Gemeinsamkeiten der Biologie gelten ließ. Er bezog auch die Religion in seine Anthropologie mit ein und erklärte Jesus zu solch einem erleuchteten Genie. Des Weiteren erwog er die Möglichkeit, dass auch in anderen Völkern Personen Erleuchtung erreicht hätten. Doch der Gedanke, dass es auch in »primitiveren Völkern« Genies geben könnte, schien Carus sowohl zu widerstreben als auch zu faszinieren. Es widersprach seiner Überzeugung, dass die erleuchtete Seele in einem noch »unentwickelten«, d.h. nicht europäischen Volk geboren werden könnte.

Die Frau, als das kreativere, sensiblere und kränklichere Geschlecht, stand in dieser Logik allerdings nicht an der Spitze der Seelenentwicklung. Nach Carus erreiche die Seele der Frau in der Regel nur ein mittleres geistiges Niveau. Sie sei nur selten talentiert, geschweige denn künstlerisch begabt. Diese frauen- und fremdenfeindlichen Haltungen finden sich häufig in der populistischen, philosophischen und psychologischen Literatur der Wende vom 19. zum 20. Jahrhundert. Berühmt wurden beispielsweise Paul Möbius mit seiner Schrift »Über den physiologischen Schwachsinn des Weibes« von 1900 und Otto Weininger mit seinem »Geschlecht und Charakter« von 1903.

»Die Menschheitsproblematik der Freud'schen Psychoanalyse – Urbild und Maske« (1925)

»Die Menschheitsproblematik der Freud'schen Psychoanalyse – Urbild und Maske« bezeichnete Michaelis von 1922 bis 1925 als Versuch einer gedanklichen Klärung seiner Fragen zum Menschenbild in der zeitgenössischen Psychoanalyse. Er sah es als seinen wichtigsten und bekanntesten Beitrag zur Freud-Kritik an. Inhaltlich deutete sich bereits Michaelis zukünftige Ausrichtung auf die ärztliche Seelsorge an.
Michaelis kritisierte darin Freuds Postulat der Triebdominanz im menschlichen Verhalten. Diese Überzeugung sei auf prägende Kindheitserlebnisse von Freud zurückzuführen. Michaelis »demaskierte« Freud und schlussfolgerte, dass auch er verdrängte Ideale habe. So sei Freud beispielsweise von der Vorbildfunktion seines Vaters enttäuscht worden und habe sich selbst verboten, an Ideale zu glauben. In der Folge habe er ein negatives Menschenbild entwickelt. Weil Freud selbst seine positiven Bestrebungen verleugne, müsse er diese Verleugnung auf den Menschen allgemein projizieren. Freud habe daher eine insgesamt zu einseitige Sicht vom menschlichen Wesen. Seine Fixierung auf die sexuell motivierte Verhaltenssteuerung und seine Interpretation der Folgen dieser Triebdominanz, sowohl für das Individuum als auch für die

ganze Kultur, stehen ihm bei der Erfassung der Vielschichtigkeit der menschlichen Psyche im Wege. Michaelis dagegen wollte »den Menschen in seinem ganzen Wesen samt seiner geistigen Situation erfassen, sein eigentliches Wesen herauslösen, es befreien und bejahen«. Michaelis kritisierte, dass die religiöse Sphäre des Menschen in den drei Schulen Freuds, Jungs und Adlers vernachlässigt würde, weil sie mit der wissenschaftlichen Orientierung nicht vereinbar sei, und er mahnt, dass die individuelle Seelenentwicklung nicht vernachlässigt, schon gar nicht verleugnet werden dürfe, da sie dadurch zum Stillstand gebracht werden könne. Der Psychiater, der einen psychisch leidenden Menschen rein psychoanalytisch behandle, werde seiner Aufgabe und seiner Verantwortung vor dem Patienten und seiner Spiritualität nicht gerecht.

Im dritten Teil seines Buches beschreibt Michaelis sein Bekenntnis zur Lebensphilosophie. Der Mensch habe, ganz entgegen der Theorie Freuds, ein gutes Wesen, das sich in der Auseinandersetzung mit den negativen Einflüssen der Gesellschaft um Verwirklichung bemühe. Dies nennt Michaelis das innere Streben nach höheren Sphären. Hierin findet sich der direkte Bezug auf die Naturphilosophie von Carus. Das Spirituelle und das Geistige könne die Psychoanalyse nicht erfassen. Auch wenn er an scharfer Kritik nicht spart, so bleibt

immer ein Mitgefühl und ein freundlicher Respekt Freud gegenüber spürbar. Michaelis fasst seine Kritik an Freud wie folgt zusammen:
»Die ›höheren Strebungen‹, die in der Lehre fehlen, wo das Wesen des Menschen als triebhaft und böse hingestellt wurde, diese höheren Strebungen sind das verborgenste Gut auf dem Grunde der Seele ihres Schöpfers. Wie scharf er (mit) seiner ›Psychoanalyse‹ die Grenzen ziehen wollte, ›dass die Triebe und ihre Umwandlung das Letzte seien, was sie erkennen kann‹ – die Bekenntnisse machen deutlich, dass es möglich, ja notwendig ist, die höheren Gefühle, das Eigentümliche des Ich zu ergründen, um zum Verständnis eines Menschen wie seines Werkes, welcher Art es auch sein möge, vorzudringen. Es bleibt zu zeigen, dass auch die Aufgabe der praktischen ärztlichen und erzieherischen Seelenkunde darin gipfelt, das ganze eigentümliche Wesen und nicht nur die Triebseite zu erfassen, und dass die Verschiebung des Schwergewichtes nach dieser hin bei Freud sein kardinaler Mangel ist. [...] Darüber hinaus führt diese Betrachtung auf die allgemein menschliche Tragik, die hinter dieser Haltung verborgen liegt und rührt an Grundprobleme des Menschen und der Zeit, die ihren Ausdruck finden in diesen beiden lapidaren Sätzen Friedrich Nietzsches: ›Jeder ist sich selbst der Fernste‹, und: ›Das Leben ist krank an diesem entmenschten

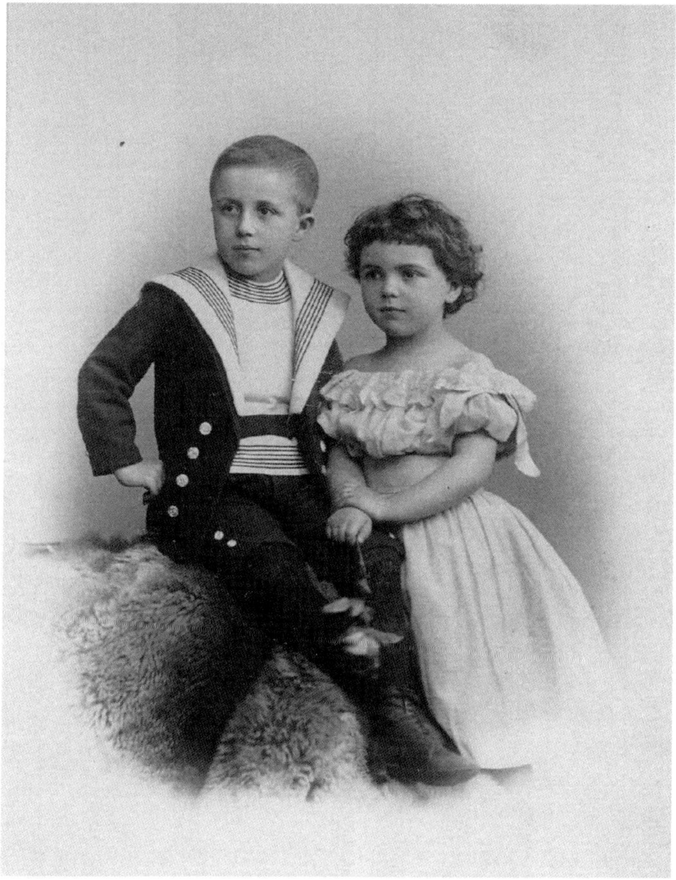

Edgar Michaelis und seine jüngere Schwester Gertrud, um 1887

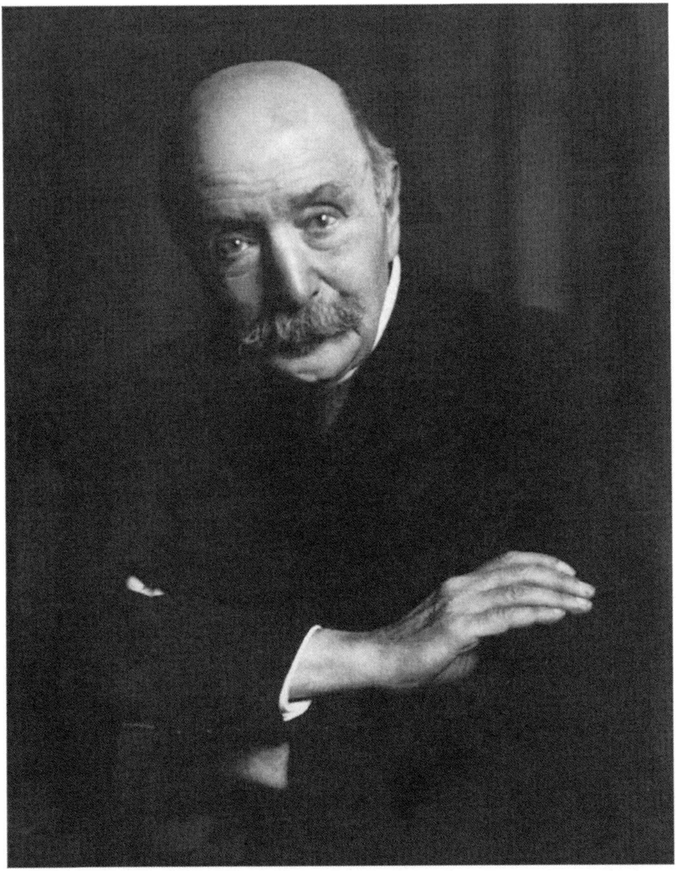

Onkel Simon Michaelis, vermutlich um 1920

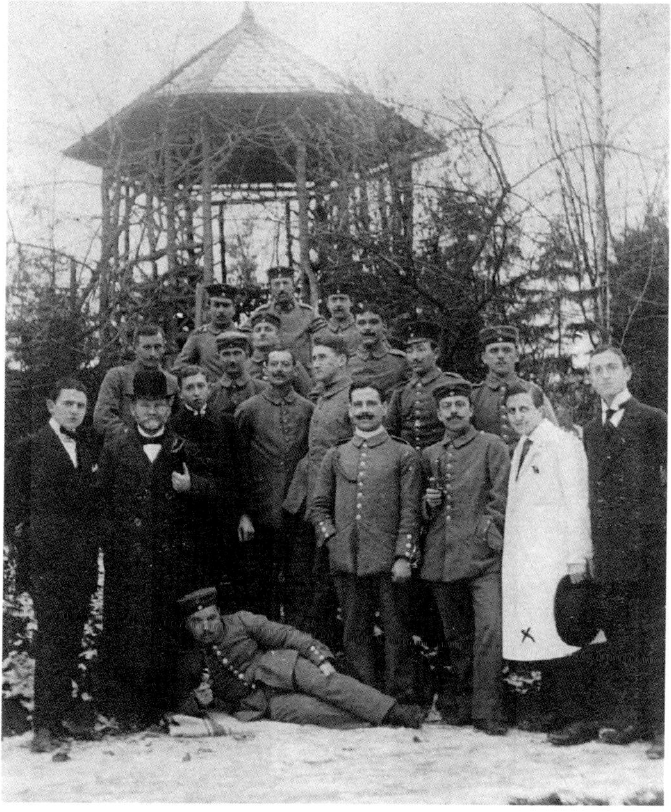

Edgar Michaelis als Assistenzarzt (im weißen Kittel) in der Nervenklinik der Universität Gießen, links Prof. Dr. Robert Sommer, 1916

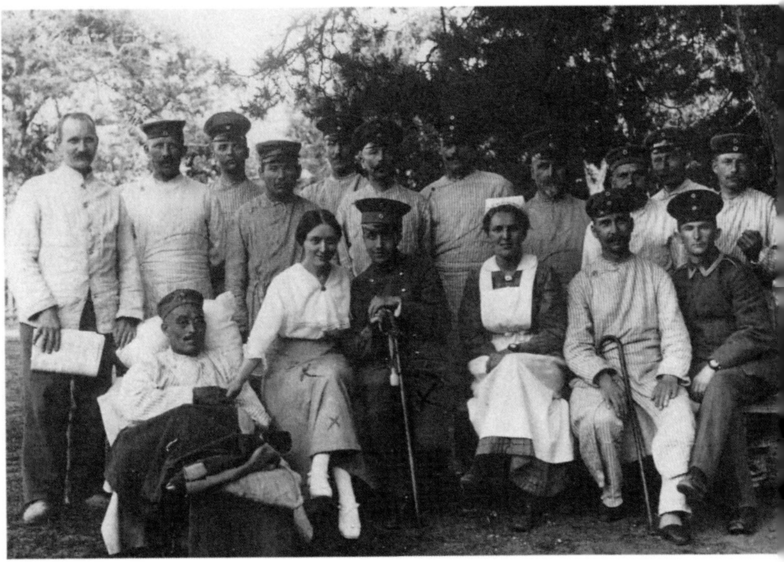

Edgar Michaelis als Militärarzt in Uniform, neben ihm Käthe, die einem Soldaten die Hand hält. Aufgenommen vermutlich im Lazarett Thorn, 1917.
Dieses private Bild zeigt ein enges, ja empathisches Verhältnis des Ehepaares zu den Patienten.

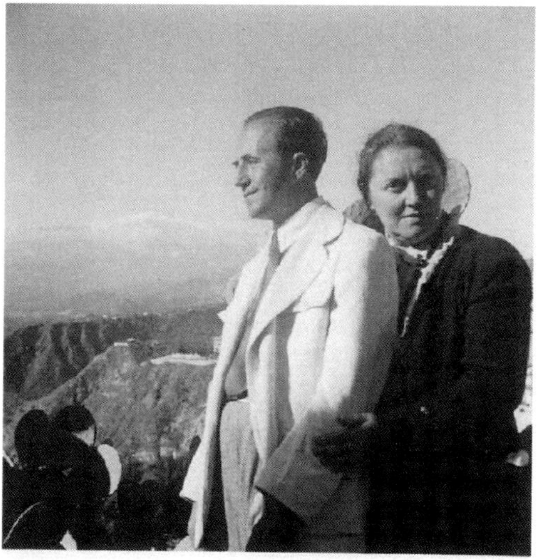

Edgar und Käthe Michaelis auf einer Erholungsreise, vermutlich in den Tessiner Bergen, um 1950

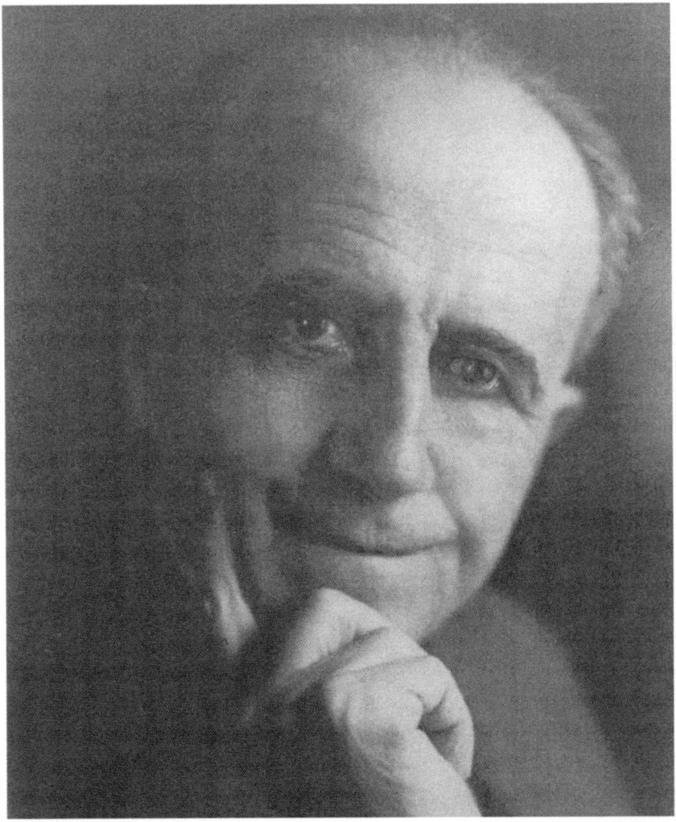

Edgar Michaelis mit dem für ihn typischen verschmitzten Blick, der eine gewisse Melancholie aber nicht ganz verbergen kann, vermutlich um 1955

Räderwerk, der Unpersönlichkeit des Arbeiters; der Zweck geht verloren, die Kultur.‹«

Für den Beruf des Psychotherapeuten entschieden sich laut Michaelis also auch eher sensible und einfühlsame Ärzte. Ein psychisch leidender Mensch könne mit einem sensiblen, empathischen Arzt eher die heilsame Beziehung herstellen als zu einem emotional distanzierten Psychoanalytiker. Eine emotionale Überforderung könne wiederum zu einer eigenen psychischen Belastung führen. Auch Freud habe Anzeichen einer solchen Überlastung gezeigt.

»Ein hohes Streben, ein urtümlicher, starker Drang nach ideeller Entfaltung, ursprüngliche Wärme und Impulsivität des Gefühls, des Herzens, paaren sich mit tiefer Empfänglichkeit für die hohen und niederen Eindrücke des Lebens. Eine solche Veranlagung muss überall, wo heimliche Schäden liegen, Anstoß nehmen. Sie ist den Widersprüchen des Lebens tiefer ausgesetzt als der robuste Durchschnittsmensch.«

Ein psychisch unbelasteter Therapeut könne und solle auch mit seinem Patienten mitfühlen, aber nicht mitleiden. Durch das schriftliche Zeugnis der eigenen Lebensgeschichte – wie er am Beispiel von Dostojewskis Roman »Der Jüngling« zeigte – gewinne der Mensch einen inneren Abstand und eine Übersicht über sein Leben. Verdrängte Erinnerungen, vergessene Wünsche und Ideale tauchten durch den intensi-

ven Erinnerungsprozess wieder auf. Das innere Chaos, das zur problematischen Lebensführung geführt habe, könne durch diesen Bewusstwerdungsprozess überwunden werden.
Einige Briefe seiner Patienten zeigen, dass Michaelis diese Technik des Biografie-Schreibens auch in seiner Praxis anwandte. Es finden sich neben den schriftlichen Anamnesen auch zahlreiche, bisher nicht ausgewertete andere Briefe von Patienten in seinem Nachlass. Michaelis' Erstlingswerk »Die Menschheitsproblematik der Freud'schen Psychoanalyse – Urbild und Maske« wurde von Freud-Kritikern positiv kommentiert, sodass eine erweiterte zweite Auflage und eine französische Ausgabe folgten. Michaelis fühlte sich von ihnen in seinem Engagement für eine Weiterentwicklung der Psychotherapie und der ärztlichen Seelsorge bestärkt. Das Buch wurde in der psychotherapeutischen Bewegung der Schweiz interessiert aufgenommen.
Die sehr unterschiedlichen Reaktionen auf Michaelis' Werk sind in Form von Zeitungskritiken im Nachlass erhalten und zeugen davon, dass dieses Buch sein größter schriftstellerischer Erfolg war. Interessant sind die am Ende des Buches abgedruckten Rezeptionen von Thomas Mann, Hermann Graf von Keyserling und Ernst von Düring. Thomas Mann schrieb:
»Freuds seelenwissenschaftliche Bedeutung, namentlich für die Erkundung des Ur- und Vormenschlichen

ist natürlich kaum zu überschätzen, und doch fühlt jeder, der das Ohr ein wenig am Herzen der Zeit hat, dass diese, so gemäß er ihr zu sein scheint, seinen Mediziner-Pessimismus im Grund nicht mehr brauchen kann. Was kommt, ist ein neuer Idealismus, den Freud nicht restaurativ umgangen hat, sondern durch ihn hindurchgegangen ist, und das Buch von Michaelis erscheint mir als Markstein auf dem Wege zu einer solchen neuen Idee des Menschen.«

Seine Ausführungen über die sozialistische bzw. sozialkritische Rezeption von Goethes »Wilhelm Meisters Wanderjahre« erinnern an Tobias Schefflers Roman »Der Junge Tobias«. Diesen Entwicklungsroman hielt Michaelis für eine besonders gelungene Beschreibung einer Biografie eines Jugendlichen am Anfang des 20. Jahrhunderts. Angesichts der desolaten Zustände der Jugend – ungenügende Erziehung, Verführungen zur Kriminalität und Prostitution etc. – wurde in solchen Romanen das Menschenbild der Gesellschaft infrage gestellt. Dabei spielte besonders bei den Bildungsbürgern eine verträumte Sehnsucht nach einem eigenen Genie eine Rolle. Das Genie scheitert aber nicht allein an seinen schlechten Anlagen, sondern auch den Begrenzungen der Gesellschaft. Das Bemühen, der Gesellschaft das eigene Genie zur Verfügung zu stellen, scheiterte unweigerlich an der konservativen, hierarchischen Gesellschaftsstruktur. Das Erkennen der eigenen Ohnmacht löste dann häufig Phasen von Melancholie und Depressionen aus, die, wie man glaubte, besonders in genialen Menschen oft schon angelegt seien. Michaelis tauschte sich in seiner Berliner Zeit mit bekannten Reformpädagogen wie Elisabeth Rotten, Ruth von der Leyen, Ernst von Düring und Hilde Wulff über neue Wege in der Erziehung aus. Sie wollten die Bildungspolitik entsprechend ihren humanistischen Bildungsidealen reformieren, um die geistige Krise in Gesellschaft und Politik zu beenden. Prof. von Düring bestätigte die gemeinsame Gesinnung mit seinem Kommentar zu Michaelis Hauptwerk: »Das Buch bedeutet eine grundsätzliche Auseinandersetzung mit der Forschung Freuds. Es führt über alle sachlichen Fragen hinaus auf eine letzte, auf die Frage nach Sinn und Wesen des Menschen. Man sieht, wie Michaelis wirklich Freud versteht. Freud leugnet geradezu den inneren Trieb zu Vervollkommnung am Menschen, Michaelis will diesen Drang zum Guten noch in der Verzerrung sichtbar machen und zur Besinnung auf die ewigen Werte als Lebensgrund hinführen.«

Michaelis als Kritiker der Frankfurter Zeitung 1923 bis 1932

Michaelis versuchte, seine Vorstellung einer ärztlichen Seelsorge den Berliner Psychiatern und Psychotherapeuten nicht nur in Vorträgen nahezubringen, sondern auch als Literaturkritiker für Neuerscheinungen aus der Psychologie für die Frankfurter Zeitung. Folgende Literaturkritik aus dem Jahr 1923 belegt dies:

»Gegenüber der Lehre vom sog. Realitäts-Prinzip, nach der der Arzt als Vertreter der Gesellschaft den Neurotiker zur Anpassung führen muss, wird betont, dass der Arzt nicht nur Vertreter der Außenwelt, sondern gerade der Innenwelt sein muss, wenn er heilen will. Während nach Schilder die Ich-Triebe einen zerstörenden, destruktiven Charakter tragen, hat Prof. Goldstein dankenswert dargestellt, dass das Leben als solches das Streben nach Entfaltung und Wachstum in sich trägt. Die Begriffe des Ideal und der Liebe, die auch Schilder gebraucht, gehen über eine bloße Trieblehre weit hinaus. Es ist ein Fortschritt, dass jetzt das Problem des Ideals wenigstens immer stärker besprochen wird. In dieser Richtung liegen Fragen, von denen das Schicksal der Psychotherapie innerlich abhängt.«

»Gerade der Vorstoß von einer symptomatischen Therapie zu letzten Fragen der Weltanschauung gibt der

Erforschung der psychischen Heilmethoden allgemein kulturelle Bedeutung. Umso mehr erwächst die Verantwortung, nicht vorzeitig halt zu machen, sondern über die vorhandenen Ansätze hinaus wirklich letzte Entscheidungen zu suchen, damit die Psychotherapie immer mehr der großen Aufgabe gerecht werden könne, an der sie Anteil hat: die Not des Lebens zu bekämpfen und die innere Bestimmung des Menschen erfüllen helfen.«

Ein Dogma wie die Freud'sche Psychoanalyse wurde als Hindernis für eine freie Weiterentwicklung der noch jungen Therapie angesehen. Über den Streit innerhalb des Berufsstandes bemerkte er: »Es ist in der Tat die eigentümliche Spannung der Aufgabe, vor die die Psychotherapie gestellt war, dass in einer Zeit der Auflockerung aller Bindungen für innere Zerrissenheit und Seelennot neue Stellen der Hilfe und Führung aus angstvoller Vereinzelung sich bilden mussten, obwohl doch allgemein das Lebensganze den Blicken zu schwinden drohte. So entstanden Glaubenskämpfe um die Psychoanalyse, konnte es geschehen, dass alle menschlichen Werte unter dem Gesichtswinkel dieser betrachtet und an ihr gemessen wurden, dass sie gegenüber ›der Illusion der Religion‹, ›die Wahrheit‹ zu verkünden in Anspruch nahm.«

Diese Auseinandersetzung um das Ideal war für Michaelis entscheidend für die Zukunft der Psychotherapie und damit angesichts steigender Zahlen psychiatrischer Patienten auch ein gesellschaftliches Thema. Unermüdlich versuchte er in seinen Kritiken die Kernbotschaft zu vermitteln, dass die Weiterentwicklung der Psychotherapie einen Beitrag zur Bewältigung der spirituellen und psychosozialen Krise der ganzen Gesellschaft leisten könne und daher keinesfalls gehindert werden dürfe. So verstehe sich der Idealismus als Gegenspieler zum Realismus, welcher bereits mit der Psychoanalyse die einzig wissenschaftliche Psychotherapierichtung gefunden zu haben glaubte.

Doch Michaelis' Weg blieb steinig und beschwerlich. Zwei Entwürfe eines Briefes an seinen geistigen Mentor Constantin von Monakow vom 8. Januar 1928 belegen, dass Michaelis vom Desinteresse für seine Ideen bereits drei Jahre nach dem großen Erfolg seines Erstlingswerkes »Die Menschheitsproblematik der Freud'schen Psychoanalyse« enttäuscht war: »Je mehr man erlebt hat, dass eigen Gefühltes und Gedachtes taube Ohren fand, umso mehr bereichert und fördert das warme und herzliche Einverständnis Einzelner, die volle seltene Bejahung von Seiten einer Persönlichkeit, der man verehrend sich näherte. Es gibt nur wenige Menschen, mit denen ich mich wirklich innerlich verbunden weiß, hier in Berlin stehe ich noch so gut wie allein. Die Mehrzahl gerade auch der Fachkollegen ist von anderer Gesinnung, anderen Motiven, – und trotz der Anerkennung meines Buches durch die Kritik [...] steht man mir in gewisser Weise hier geradezu ablehnend gegenüber: Ich habe genügend Beweise solchen ›Widerstandes‹ und des Versuches, mich zu übergehen. In der neu sich konstituierenden ›Gesellschaft für Psychotherapie‹ drängen sich Andere vor. Eine anfängliche Aufforderung zu einem Hauptreferat für dieses Jahr ist einfach stillschweigend fallen gelassen, der neuen ›Zeitschrift‹ stehen andere an der Spitze.«

Die psychotherapeutische Arbeit von Edgar Michaelis

Wie lässt sich nun die ärztliche Seelsorge, wie sie Michaelis praktizierte, beschreiben? Zunächst ist anzunehmen, dass er seine hier mehrfach beschriebene idealistische Grundhaltung und sein Menschenbild auch praktisch in der Therapie umsetzte. Obwohl er bedauerlicherweise kein Handbuch oder ein sonstiges Manual verfasst hatte, kann anhand seiner Patiententagebücher aus den Jahren 1919 bis 1939 und der Briefe seiner Patienten doch eine recht konkrete Vorstellung der Begegnungen mit seinen Patienten rekonstruiert werden. Seinen handschriftlichen Notizen zufolge behandelte er Witwen, kriegsversehrte Veteranen und ihre Ehefrauen. Michaelis notierte Beruf, Zivilstand, Alter und Zahl der Kinder und wann die Männer »im Felde« gewesen waren. Es folgte die körperliche Symptomatik wie »Angst, Erbrechen, Kopfweh, Ohnmachtsanfälle«, die psychischen Beschwerden wurden als »Nervenanfall«, »Nervenschock«, »Angst und Nervosität« geschildert. Er fragte jeden Patienten nach Schlafqualität und -quantität. Zu den weiteren therapeutischen Sitzungen machte Michaelis kurze Einträge und notierte meist nur »gebessert« oder dass er, wie damals noch häufig, »Hypnose« angewandt habe.

Mit großer Hingabe widmete er sich seinen Patienten. So schrieb ein emigrierter Intellektueller: »Es war 1926, als ich sehr krank zu Dr. E.M. in Behandlung kam. Bei der ersten Besprechung sagte ich nichts, sondern beobachtete den Arzt. Da schauten wir uns lange in die Augen [...]. Er konnte mir dann helfen, ich wurde gesund und habe ein schweres Leben gemeistert. Mit Dr. E.M. blieb ich verbunden, er wurde mir lebenslang zum Seelenfreund.«

Michaelis zog es vor, seinen Patienten gegenüberzusitzen, damit er ihre Mimik und Gestik beobachten und Blickkontakt aufnehmen konnte. Damit hatte er den sonst üblichen psychoanalytischen Rahmen, bei dem der Patient auf einer Couch liegt und der Arzt außer

Sichtweite saß, verlassen. Einer anderen Notiz zufolge berichtete Michaelis, einem kriegstraumatisierten Volksschullehrer ohne Analyse geholfen zu haben, indem er sich dank seiner Gabe intuitiv in ihn eingefühlt habe. Er habe seine Probleme mit ihm »tief besprochen«. Hier betonte Michaelis die Wichtigkeit der empathischen Einfühlung und die Wirksamkeit des Gespräches. Damit grenzte er sich von der Psychoanalyse ab, denn er konnte dem Patienten »ohne Analyse« helfen. Das einfühlsame Gespräch wurde zu dieser Zeit am ehesten von psychagogisch orientierten Therapeuten praktiziert. Es gibt zahlreiche Briefe seiner Patienten, in denen sie ihm ihre aktuelle Lebenssituation schilderten. Diese Briefe liefern Informationen über die Gesprächsinhalte der Therapiestunden, die Beziehung zu Michaelis, Lebenskontexte der Patienten etc.

Michaelis ließ seine Patienten in der Psychotherapie einen schriftlichen Bericht mit der Familienanamnese, der persönlichen Anamnese, der Krankheitsgeschichte und der aktuellen Lebenssituation verfassen.

Bei der Durchsicht der Manuskripte fanden sich drei Berichte von jungen Männern zwischen 20 und 28 Jahren, die wegen ihrer auffallenden Ähnlichkeit zusammengefasst wiedergegeben werden können: Sie berichteten, dass ihre Väter den ganzen Krieg im Felde verbracht hätten. Während ihrer Jugend habe die moralische und sittliche Erziehung, die ja auch Aufgabe der Väter war, kaum stattgefunden. Die Patienten berichteten, dass sie die Abwesenheit der Väter genutzt hätten, um ungehindert ihre ersten sexuellen Erfahrungen zu machen. Der Reiz des Verbotenen hätte sich ihren Berichten zufolge jedoch nach einiger Zeit verloren. Die Promiskuität wurde scheinbar zum Stressventil bei Unzufriedenheit mit der Ausbildungs- oder Arbeitssituation. Unweigerlich seien sie nun in Schulden geraten. Die Probleme mit Lehrern, Mutter und anderen Autoritätspersonen hätten nun überhandgenommen. Schließlich hätten sie sich mit den grassierenden Geschlechtskrankheiten angesteckt. Im Grunde genommen hatten sie sich wie viele der erwachsenen Männer benommen, kannten aber die Grenzen ihres Tuns noch nicht. Wegen der Verschuldung konnten sie ihre Miete nicht mehr zahlen und mussten wieder in die Obhut der Eltern zurückkehren, deren Autorität sie nach wie vor nicht anerkannten. Michaelis vermittelte ihnen nun Vorbilder aus der klassischen und zeitgenössischen Literatur, wie z.B. die Novellen von Thomas Mann. Offensichtlich konnten sich die Männer mit diesen sehr einfühlsam geschilderten Leidens- und Lerngeschichten der Protagonisten identifizieren. Das pädagogische Moment verfehlte seine Wirkung nicht, und tatsächlich beendeten sie im Laufe der Therapie das riskante

Sexualleben. Sie hätten dadurch die Erfahrung von persönlicher Freiheit und Selbstbestimmung gemacht und den Wert platonischer Freundschaften entdeckt. Als sie nun von Michaelis zu den allgemeinen moralischen Werten hingeführt wurden, sei ihnen erst aufgefallen, dass ihre Eltern diese Erziehung zur gesellschaftlichen und persönlichen Verantwortung versäumt hätten. Mit ihnen hätten sie nicht über ihre »Innerlichkeit«, also ihre persönlichen Werte und Lebensziele, sprechen können. Sie hätten die Bedeutung der fehlenden väterlichen Vorbildrolle und ihrer sexuellen Verwahrlosung und Spielsucht erkannt.
Dies sei nun laut Michaelis die eigentliche Ursache ihrer gescheiterten Integration in die Gesellschaft. Michaelis' psychoanalytische Prägung zeigt sich in der Erhebung der genauen Beziehungsanamnese, besoders zum jeweiligen Vater der Patienten. Diese Beziehung sei aber nicht allein von Konkurrenz zwischen Vater und Sohn geprägt gewesen, wie dies klassische Psychoanalytiker üblicherweise deuteten. Die Väter hätten, da sie ja lange im Krieg waren, ihre Rolle als Vorbild und persönlicher Führer der Söhne nicht ausüben können. Diese sei für die Entwicklung einer gesunden Persönlichkeit von großer Bedeutung. Damit deutet Michaelis die unmittelbar gesellschaftlichen Schäden des Krieges an. Die Vorbilds- und Führungsrolle könne prinzipiell aber auch eine außer-

familiäre Bezugsperson übernehmen. Ganz dem bürgerlichen Frauenbild verhaftet, gesteht Michaelis der Mutter hier keine moralische Vorbildfunktion zu. Sie kann seiner Ansicht nach die geschlechtsspezifische Persönlichkeitsentwicklung des Sohnes nicht beeinflussen, geschweige denn die Aufgabe des Vaters übernehmen. Junge Frauen dagegen, die mit den sexuell überaktiven jungen Männern eine platonische Freundschaft eingingen, spielten eine geradezu heilsame Rolle. Sie zeigten den Männern eine neue Art gegengeschlechtlicher Beziehungen: Hier könne eine wahre Liebe entstehen. Die romantischen Vorbilder aus Goethes Werk sind hier unverkennbar. Michaelis selbst habe eine solche Beziehung zu seiner Cousine Gertrud Liepe gehabt. Er habe gespürt, dass eine sexuelle Beziehung die Freundschaft zu ihr gefährdet hätte. So habe er denn auch den Wert dieser platonischen Beziehung zu einer Frau erkannt und sich von den sexuellen Aktivitäten seiner Kommilitonen ferngehalten.

»Goethes Seelenforschung« (1932)

Michaelis veröffentlichte 1932 im *Berliner Börsencourier* einen Artikel unter dem Titel »Goethes Seelenforschung«. Goethe diente Michaelis nicht nur als kulturell-künstlerisches, literarisches oder dichterisches, sondern vor allem auch als menschliches Vorbild. Seine Werke geben Einblick in seine persönlichen Erlebnisse und sein Suchen nach Glück, aber auch das Leiden an den strengen Konventionen seiner Zeit. Nach einer einleitenden Würdigung von Goethes Kenntnissen der Seelenkunde thematisierte er die von Carus beschriebenen »Entwicklungskrankheiten«. Zu diesen zählten Trauer, Melancholie und Suizidgedanken als Ausdruck wichtiger Durchgangsstadien der Seelenentwicklung, in welcher entscheidende Schritte der seelischen Reifung vollzogen würden. Michaelis leitete von der Anthropologie zur Psychologie und Psychiatrie über, wobei er auch Paracelsus' Begriff der »Entwicklungskrankheiten« eingehender erörterte. Darunter seien psychische Störungen zu verstehen, die bei sensiblen, nach Höherem strebenden Menschen während bestimmter Entwicklungsstadien der Persönlichkeit aufträten. Carus und Goethe hätten diese Phasen tiefer Verzweiflung und Trauer nach dem Tod ihrer Kinder selbst erlebt. Dank eines starken schöpferischen Dranges zur Selbstverwirklichung hätten beide diese schweren Zeiten jedoch gemeistert. Ob diese tatsächlich bei Carus zu einer seelischen Reifung führten, muss bezweifelt werden, da sich sein elitäres Selbstbild auch noch in seinen letzten Schriften unverändert widerspiegelt.

Der Titel »Goethes Seelenforschung« bezog sich auf Goethes psychischen Zustand nach dem Freitod seines Freundes und auf seine daraus folgende Vorstellung vom Sinn des Leidens. Zwischen den Zeilen bekennt sich Michaelis zu seinen eigenen Erfahrungen, und wie Goethe sei auch er eine sensible Natur, die dem »Höheren entgegenstrebe« und darunter auch zu leiden habe.

Er schilderte Goethes psychisches Leid im Trauerprozess so anschaulich, dass der Leser kaum unterscheiden konnte, ob Michaelis sein eigenes oder Goethes Leid beschrieb. Michaelis zog den Schluss, dass besonders Goethes Selbsterfahrungen von Trauer und Verzweiflung auch dessen ganzes Menschenbild geprägt hätten. Auch der gewöhnliche Mensch müsse durch Leid und Verzweiflung hindurchgehen, um innerlich zu wachsen. Aber höhere, d.h. sensiblere Naturen seien dabei für diese »natürlich-unnatürliche Krankheit« anfälliger. Sie hätten allerdings auch bessere Voraussetzungen für ihre Seelenentwicklung »hin zu höheren Sphären« als gewöhnliche Menschen.

1932 starb Michaelis' Mutter. Sie erlag einem Schlaganfall und wurde nach jüdischem Ritus in Berlin-Weißensee beerdigt. Aus nicht ganz nachvollziehbaren Gründen gab es einen Streit zwischen Michaelis und seinen Verwandten über das Begräbnis, sodass es zu einem endgültigen Bruch mit den Verwandten mütterlicherseits kam. Schon Ende der 1920er Jahre hatte er sich anlässlich der lutherischen Renaissance mit dessen Gedanken zur Seelsorge und Glaubensverständnis auseinandergesetzt. Das Ehepaar Michaelis ließ sich von dem evangelisch-lutherischen Pfarrer Herbert Link am 6. Mai 1933 in der Heilandskirche in Berlin taufen. Mit diesem Schritt begann für das Ehepaar eine Zeit des kirchlichen Engagements im Widerstand gegen Hitler. Die Korrespondenz belegt Kontakte zu führenden Akteuren der kirchlichen Opposition gegen die Deutschen Christen und damit gegen das nationalsozialistische Regime. Aus den Korrespondenzen im Nachlass von Michaelis geht hervor, dass er Martin Niemöller, Dietrich Bonhoeffer und Gerhard Jakobi gut kannte. Eine Einladungskarte zu einer Synode am 7. März 1934 in Berlin-Dahlem gibt Rätsel auf. Vermutlich handelte es sich um eine Vorbereitungsveranstaltung zu den kommenden größeren Zusammentreffen kirchlicher Oppositioneller. Michaelis war also im Kampf um das Bekenntnis der protestantischen Kirche gegen die zunehmende

Macht der Nationalsozialisten aktiver Teilnehmer. Ab dem 3. und 4. Januar 1934 formierte sich die freie reformierte Synode in verschiedenen deutschen Städten. Vor allem in Wuppertal, Barmen und Dahlem fanden die Kirchengemeinden zur Bekenntnissynode zusammen. Vom 29. bis 31. Mai 1934 wurde die Barmer Theologische Erklärung als Fundament der Bekennenden Kirche verabschiedet. Bekannt wurde auch die zweite Bekenntnissynode vom 19. bis 20. Oktober 1934 in Berlin-Dahlem. Dort wurde das Kirchliche Notrecht von Dahlem beschlossen. Michaelis' Teilnahme dort ist aber nicht belegt.
Mit der Machtübernahme der Nationalsozialisten endete Michaelis' Karriere als Autor, da das Publizieren für Juden immer schwieriger und schließlich ganz verboten wurde. Seine Frau Käthe schätzte die nationalsozialistische Gefahr realistischer ein als er, und so erkundigte sie sich bei dem befreundeten Ehepaar Maeder nach Möglichkeiten der Emigration. Im Brief vom Dezember 1933 Maeders an Michaelis heißt es etwas distanziert, dass die Immigration bereits sehr erschwert sei und keine Hoffnung auf eine einfache Einwanderung bestehe. Michaelis jedoch wollte – wie viele deutsche Juden, die sich in Deutschland vollkommen integriert fühlten – seine Heimat nicht verlassen. 1930 hielt Michaelis vor der Arbeitsgemeinschaft »Arzt und Seelsorger« im Berliner Johannesstift

den Vortrag »Geschlecht und Seele« und 1934 den Vortrag »Der Ernst der ärztlichen Seelsorge vor Gott«, in dem er sich zu einer ärztlichen Seelsorge nach dem Vorbilde Luthers bekannte. Besonders brisant wurde diese letzte Zusammenkunft aber dadurch, dass er ganz eindeutig eine versteckte Kritik an den Grundgedanken der Nationalsozialisten übte. Er widersprach dem Satz »Du bist nichts, Dein Volk ist alles« auf eine erst auf den zweiten Blick ersichtliche Weise: Er verglich die verheerenden Folgen einer unreflektierten Religionsausübung gegenüber Gott mit denen einer unreflektierten Gefolgschaft gegenüber der Ideologie des Nationalsozialismus. Es sei fatal, einer Religion (bzw. einer Ideologie) zu folgen, die den Menschen (bzw. den sogenannten »Herrenmenschen«) verehre. Nur Gott allein dürfe im Mittelpunkt des Lebens stehen, nicht der einzelne Mensch und nicht ein bestimmtes Volk. Es ist wahrscheinlich, dass die Deutschen Christen weitere Zusammenkünfte der Arbeitsgemeinschaft und deren Publikationen nun wegen Michaelis staatsfeindlichen Äußerungen verbot. Die Korrespondenz zwischen Michaelis und den Herausgebern und Veranstaltern der Arbeitsgemeinschaft ist in den Archivunterlagen der Deutschen Evangelischen Kirche nicht mehr auffindbar. Sehr wahrscheinlich hatten die Gestapo oder die Deutschen Christen diese an sich genommen.

Nach den Nürnberger Rassengesetzen von 1935 galt Michaelis als »Volljude«, hatte allerdings seit dem 7. März 1933 das »Frontkämpfer-Privileg«. Viele seiner jüdischen Patienten wanderten aus oder wurden von den Nationalsozialisten verhaftet. 1938 löste die Ankündigung des Entzugs der Approbation für alle jüdischen Ärzte bei Michaelis einen erneuten Erschöpfungszustand aus. Nach einem Kuraufenthalt im Sanatorium Fürstenberg bei Potsdam wohnte das Ehepaar Michaelis noch eine Zeit in einer privaten Pension in Graudenz. Dort wurde er am Abend der Reichspogromnacht vom 9. November 1938 ohne Angabe von Gründen verhaftet und sehr wahrscheinlich ins Altstrelitzer Gefängnis in Mecklenburg abtransportiert. Seine Frau bemühte sich, ihn mit einer ärztlichen Bescheinigung der Haftunfähigkeit zu befreien. Nach drei Wochen wurde er dank der Fürsprache einiger seiner Freunde entlassen. Nach der Freilassung aus der Haft kehrte er nach dem ersten Schrecken schon bald in seinen Alltag zurück. Dabei ignorierte er weiterhin die Gefahr, in der er und seine Frau schwebten, und versäumte so beinahe die letzten Möglichkeiten zur Emigration. Erst Ende 1939, als das Ehepaar aufgefordert wurde, in ein »Judenhaus« umzuziehen, gab Michaelis dem Drängen seiner Frau und seiner Freunde, unter anderem besonders Pfarrer Link, nach und stimmte einer Flucht zu. Dank der guten Verbindungen in die Schweiz gelang es ihnen, am 28. Dezember 1939 über Basel nach Lausanne zu fliehen. Michaelis nahm an, dass man ihn aufgrund seines erschöpften und abgemagerten Zustandes an der Grenze ohne Probleme habe passieren lassen, da man geglaubt habe, er werde bald sterben. Es erscheint jedoch unwahrscheinlich, dass Michaelis aus diesem Grund die Grenze passieren durfte, da sich aufgrund der schlechten Lebensbedingungen in Deutschland viele Flüchtlinge in einem vergleichbar kritischen Zustand befunden haben dürften. Die Diakonisse Sophie Apolant, Michaelis' langjährige Patientin und spätere Freundin des Ehepaares, hatte vermutlich den Grenzübertritt vorbereitet.

Flüchtlinge erhielten damals in der Schweiz keine Arbeitsbewilligung, sodass Michaelis weder als Arzt oder Psychotherapeut noch in einem anderen Beruf seinen Lebensunterhalt bestreiten konnte. Auch der Plan, von der Schweiz aus nach England weiterzureisen, wurde verworfen, da es dort beruflich nicht einfacher war. 1947 machte Michaelis auf Drängen seines Freundes Maeder ein dreimonatiges Praktikum in der psychiatrischen Klinik La Rochelle in Vaumarcus bei Neuchâtel. Dieser Gedanke war zwar naheliegend, doch hatte Michaelis sich seit dem Ersten Weltkrieg nicht mehr mit der Anstaltspsychiatrie befasst und nie den Wunsch verspürt, dort wieder zu arbeiten. Auch die Aussicht, als stellvertretender Chefarzt tätig zu werden, interessierte ihn nicht, da er weder Erfahrung noch Interesse an administrativen Aufgaben hatte. Das Verhältnis kühlte sich deutlich ab, als Maeder einsehen musste, dass Michaelis wenige Möglichkeiten hatte, wieder an seine früheren Tätigkeiten als Psychotherapeut, freier Autor und Literaturkritiker anzuknüpfen. Als getaufter jüdischer Flüchtling war er in der Schweiz zwar geduldet, doch fand er keinesfalls mehr Anschluss an die intellektuellen Kreise, in denen er sich im Berlin der 1920er Jahre bewegt hatte. Der Krieg hatte ihm gewissermaßen die Grundlagen seiner damaligen Karriere entzogen. Auch das Ende des Nationalsozialismus hatte eine tiefe Brandspur in der akademischen Welt des deutschsprachigen Raumes hinterlassen. Michaelis fühlte sich geistig isoliert, was ihn sehr belastete. Dank der Fürsprache von Prof. Steck, Vorsteher der Klinik Cery, erhielt Michaelis 1950 die Erlaubnis, psychologische Beratungen ohne ärztliche Tätigkeit durchzuführen. Im Jahr darauf erhielt er die Niederlassungsbewilligung für eine eigene Beratungspraxis.

Durch die Zahlung einer monatlichen Rente der deutschen Wiedergutmachungsbehörde ab 1958 und die Erbschaft seiner im gleichen Jahr verstorbenen Schwester Gertrud besserte sich die finanzielle Situation etwas. Das Ehepaar Michaelis hielt schriftlich

Kontakte zu einigen ihrer früheren Berliner Freunde und Bekannten. So wurde Michaelis 1954 von Erich Müller-Gangloff, dem damaligen Leiter und Begründer der Evangelischen Akademie Berlin, als Gastredner zu einer ökumenischen Ärztetagung 1955 eingeladen. Aus einem Brief von Käthe geht hervor, dass diese Begegnung des Ehepaares mit ehemaligen Kollegen in Berlin nicht nur von gegenseitiger Wiedersehensfreude geprägt war. Michaelis sagte 1958 wahrscheinlich aus diesem Grund eine Einladung zu einem Kongress der Gemeinschaft *Arzt und Seelsorger* in Stuttgart ab. Sehr wahrscheinlich hat er Deutschland nicht mehr besucht. Im August 1960 wurde er für seinen Beitrag zur Entwicklung der Psychotherapie von dem Psychiater Viktor Frankl, dem Präsident der von Frankl selbst gegründeten Österreichischen Ärztegesellschaft, zum korrespondierenden Mitglied der Gesellschaft ernannt. 1961 begegneten sich beide auf dem Internationalen Kongress für Psychotherapie in Wien. Käthe Michaelis starb am 18. April 1960 an einer schon etwa zwei Jahre andauernden Herzerkrankung. Der Verlust seiner Frau, die ihn immer umsorgt und auch einige Male aus gefährlichen Situationen gerettet hatte, ließ ihn in Trauer versinken. Magdalena Blaser, eine Sozialarbeiterin, welche er schon seit 1942 kannte, besuchte ihn regelmäßig in Lausanne und ermöglichte ihm auch zeitweise einen längeren Aufenthalt in Bern. Mehrmals nahm er am Rencontre de Genève, einem jährlichen Kongress der Theologen, Philosophen und Literaten in Genf, teil. 1962 wurde bei dem inzwischen 72-jährigen Michaelis eine Leukämie festgestellt. Er wurde während der ambulanten Behandlungen von Blaser in ihre Wohnung aufgenommen und gepflegt. Sie unternahmen noch zwei Kulturreisen 1963 nach Rom und 1965 nach Paris. Im Vatikan und im Louvre besichtigte er die Gemälde der alten Meister der Renaissance und Romantik. Besonders die »Verklärung Christi« mit dem unteren Bildteil der »Heilung des mondsüchtigen Knaben« von Raphael war ihm über Jahrzehnte ein persönliches Leitbild seines Menschen- und Weltbildes geworden. Michaelis verstarb am 21. Februar 1967 in einem Spital bei Bern. Der Ort seiner Beerdigung ist unbekannt.

Auf vielen Fotografien von Edgar Michaelis sieht man ein verschmitztes Lächeln, mit dem er seinem Leiden unter den Paradigmenwechseln seiner Zeit zu trotzen suchte.

Nachlass Dr. Edgar Michaelis

Erhalten von Frau Magdalena Blaser, Moserstrasse 27, Bern, im Juni 1996.

Inhalt

Nr. 1: Photographien von Edgar Michaelis und Familie

Nr. 2: Publikationen von Edgar Michaelis:
- Zur Kenntnis der psychischen Erkrankungen bei Kriegsteilnehmern (Diss. med. Fak. Giessen, 1916)
- Seelenkunde als notwendiger Teil personalistischer Konstitutionsforschung. – SA aus: Archiv für Frauenkunde und Konstitutionsforschung, Jg. 13 (1927)
- Sigmund Freud, 1856–1956. – SA aus: Praxis, Jg. 45 (1956)
- Die Flucht vor dem Kreuz. – Schwerin: Verlag Friedrich Bahn, 1934
- Geisterreich und Geistesmacht. - Bern: Paul Haupt, ca. 1949
- Rückblick auf Freud (1. Teil). – SA aus: Die Besinnung, Jg. 5 (1950), Heft 2
- Rückblick auf Freud (2. Teil). - SA aus: Die Besinnung, Jg. 5 (1950), Heft 3

Nr. 3: Publikationen über Edgar Michaelis

Nr. 4: Briefe, Briefkopien und Briefabschriften von 1967–1993 (chronologisch geordnet)

Korrespondenten:
- Heinz Balmer
- Magdalena Blaser
- Esther Fischer-Homberger
- Huldrich M. Koelbing

- Medizinhistorisches Institut der Universität Bern
- Medizinhistorisches Institut und Museum der Universität Zürich
- Carl Muller
- Albert Petermann

Diverses:

- Geistige Hinterlassenschaft von Edgar Michaelis
- Zur Befreiung des Konzentrationslagers Buchenwald / von H. Koelbing
- Abschrift eines Lebenslaufes von Edgar Michaelis
- Visitenkarte und Rezeptzettel von Edgar Michaelis
- Pressebericht des Verlages Paul Haupt, Bern, über das Buch »Geisterreich und Geistesmacht« von Edgar Michaelis
- Pressebericht »In Bern gesehen – in Bern gesprochen« (Berner Tagblatt vom 14. März 1962)

Nr. 5: Manuskript »Endfragen bei Dostojewski« von Edgar Michaelis, 230 Blätter (unveröffentlicht)

Arbeitsunterlagen dazu:

- Dostojewski / von Eduard Thurneysen. – 4. Aufl. – München, 1930
- Dostojewski / von Jolan Neufeld. - Leipzig (etc.), 1923

Bücher:

Bense, Max: Anti-Klages oder Von der Würde des Menschen. - Berlin, 1937

Buber, Martin: Der heilige Weg. - Frankfurt a.M., 1920

Bhagavad-Gita: der Gesang des Erhabenen / ins Dt. übertragen von Theodor Springmann. - Hamburg, 1920

Paracelsus: Labyrinthus medicorum. - Leipzig, (s.a.)

Carus, Carl Gustav: Vorlesungen über Psychologie. - Darmstadt, 1958

Aus dem Nachlass von Dr. Edgar Michaelis wurden folgende Bücher in die Bibliothek des Instituts für Medizingeschichte, Universität Bern, aufgenommen:

Blumhardt, Johann Christoph: Blumhardts Kampf. - 11. Aufl. - Stuttgart, (ca. 1944)
Blumhardt, Johann Christoph: Krankheitsgeschichte der Gottliebin Dittus. – Neuaufl. – Basel, (ca. 1939)
Frankl, Viktor E.: Aerztliche Seelsorge. – 6. Aufl. – Wien, 1952
Frankl, Viktor E.: Homo patiens. – Wien, 1950
Frankl, Viktor E.: Logos und Existenz. – Wien, 1951
Frankl, Viktor E.: ... trotzdem ja zum Leben sagen. – 2. Aufl. - Wien, 1947
Horwitz, Hugo: Das Ich-Problem der Romantik. – München, 1916
Larese, Dino: Ludwig Binswanger. – Amriswil, 1965
Michaelis, Edgar: Geisterreich und Geistesmacht. – Bern, 1949/50
Michaelis, Edgar: Die Menschheitsproblematik der Freudschen Psychoanalyse. – 2. Aufl. – Leipzig, 1931
Planck, Max: Religion und Naturwissenschaft. – 2. Aufl. – Leipzig, 1938
Siegmund, Georg: Wunder: eine Untersuchung über ihren Wirklichkeitswert. – Berlin, 1958
Thurneysen, Eduard: Christoph Blumhardt. – Stuttgart, 1962

Vorträge von Michaelis zwischen 1926 und 1934

1927 Seelenkunde als notwendiger Teil personalistischer Konstitutionsforschung.

1928 Psychoanalyse und Gefährdetenfürsorge.

1929 Geschlecht und Seele, gehalten vor der Abolitionistischen Vereinigung, Bund für Frauen und Jugendschutz Berlin.

1930 Geschlecht und Seele, gehalten im Evangelischen Johannesstift Berlin-Spandau.

1934 Der Ernst der ärztlichen Seelsorge vor Gott, gehalten im Evangelischen Johannesstift Berlin-Spandau, Gedruckte Quellen.

Veröffentlichungen zwischen 1916 und 1934

1916 Inauguraldissertation zum Thema: Zur Kenntnis der psychischen Erkrankungen bei Kriegsteilnehmern. Halle a.S.: Marhold 1916, 31 Seiten.

1925 Die Menschheitsproblematik der Freud'schen Psychoanalyse – Urbild und Maske. 1. Aufl., Leipzig: J. A. Barth 1925, 131 Seiten.

1927a Seelenkunde als notwendiger Teil personalistischer Konstitutionsforschung. In: Archiv für Frauenkunde und Konstitutionsforschung, 13, 1927, S. 123–140 (erweiterter Vortrag, gehalten in der Charité Berlin).

1927b Kritik zu Paul Schilder, nicht näher bezeichnet. In: Literaturblatt Frankfurter Zeitung »Psychotherapie«, 26.07.1927.

1928 Freud und die Religion. In: Der Morgen, Ausgabe unbekannt, 1928.

1929 Vom Verbrecher aus Schuldbewusstsein. In: Zeitschrift für Kinderforschung, Heft unbekannt, 1929, Seitenzahl unbekannt.

1930a Geschlecht und Seele. Schwerin: Bahn 1930 (= Arzt und Seelsorger 21).
1930b Titel unbekannt. In: Literaturblatt Frankfurter Zeitung »Psychotherapie«, 19.01.1930, Seitenzahl unbekannt.
1931a Die Menschheitsproblematik der Freud'schen Psychoanalyse – Urbild und Maske. 2., etwas erw. Auflage, Leipzig: J. A. Barth 1931, 131 Seiten.
1931b Neuausgabe der »Vorlesungen über Psychologie« von C. G. Carus, mit eingehenden Anmerkungen. Erlenbach-Zürich und Leipzig: Rotapfel-Verlag 1931.
1932a Freud, son visage et son masque. (französische Ausgabe von »Die Menschheitsproblematik der Freud'schen Psychoanalyse – Urbild und Maske«). Paris: Ed. Rieder 1932.
1932b Goethe und Carl Gustav Carus. In: Die Medizinische Welt. Ärztliche Wochenschrift. Sonderdruck, Nr. 11, Berlin 1932, S. 397–398.
1932c Goethes Seelenforschung. Zu Goethes 100. Todestag am 22.03.1932. In: Börsen Courier Berlin 23.03.1932.
1934 Die Flucht vor dem Kreuz. Eine Auseinandersetzung mit der Lebensphilosophie von Ludwig Klages. Schwerin: Bahn 1934.

Literaturverzeichnis

Die ärztliche Seelsorge nach Edgar Michaelis. Inauguraldissertation von Julia Röseler, Medizinhistorisches Institut Zürich, unter der Leitung von Prof. Flurin Condrau, 2012.

Weiterführende Literatur

Bjerre, Poul: The history and practise of psychoanalysis. Richard G. Badger, Boston: The Gorham Press. Zweite, ins Englische übersetzte Auflage 1920.

Bjerre, Poul: The way to and from Freud. In: Psychoanalytic review. Vol. 12, 1 (1925), S. 39–66.

Carus, Carl Gustav: Vorlesungen über Psychologie. Gehalten im Winter 1829/30 zu Dresden. Leipzig: Gerhard Fleischer Verlag 1831.

Buber, Martin: Werkausgabe 10: Schriften zur Psychologie und Psychotherapie. (Hg.) Judith Buber Agassi, 1. Aufl., Gütersloh: Gütersloher Verlagshaus, 2008.

Buber, Martin: Werkausgabe 8: Schriften zu Jugend, Erziehung und Bildung. (Hg.) Juliane Jacobi, 1. Aufl., Gütersloh: Gütersloher Verlagshaus 2005.

Düring, Ernst von: Grundlagen und Grundsätze der Heilpädagogik. Vorlesungen für Lehrer, Erzieher und Studierende aller Fakultäten. Erlenbach-Zürich, München u. Leipzig: Rotapfel Verlag 1925.

Düring, Ernst von: Sexualpädagogik. Vorlesungen. Erlenbach-Zürich: Rotapfel Verlag 1930.

Reese, Hans-Jörg: Bekenntnis und Bekennen. Göttingen: Vandenhoek und Ruprecht 1974 (Arbeiten zur Geschichte des Kirchenkampfes 28: Vom 19. Jahrhundert zum Kirchenkampf der Nationalsozialistischen Zeit).

Maeder, Alphonse: Mein Weg von der Psychoanalyse zur Synthese. In: Ders.: Der Psychotherapeut als Partner: Eine Appellative Psychotherapie, Zürich: Rascher 1957, S. 91–92.

Maeder, Alphonse: Psychoanalyse und Synthese. Der Wiederaufbau der Persönlichkeit neben ihrer Analyse. In: Arzt und Seelsorger Heft 8, 1927.

Merlo, Adrian: Edgar Michaelis – Kritiker Freuds, Leben und Werk. Dissertation, Zürich: Juris Druck+Verlag 1988.
Stahlberg, Thomas: Neue Apologetik: Carl Gunther Schweizer und die Schriftenreihe Arzt und Seelsorger. In: Dremsen, Volker; Gräb, Wilhelm; Korsch, Dietrich (Hg.): Protestantismus und Ästhetik. Religionskulturelle Transformation am Beginn des 20. Jahrhunderts. Kaiser Gütersloher Verlagshaus 2001, S. 48–92.
Trüb, Hans: Psychosynthese als seelisch-geistiger Heilungsprozess. Zürich/Leipzig: Max Niehaus Verlag 1936.
Zeller, Frank Uwe: Psychotherapie in der Weimarer Zeit: Die Gründung der »Allgemeinen Ärztlichen Gesellschaft für Psychotherapie«. Tübingen: MVK Medien Verlag Köhler 2001.

Abbildungsnachweis
Medizinhistorisches Institut Bern, Nachlass Edgar Michaelis

Über die Autorin

Julia Röseler
geboren 1972, ist Fachärztin für Psychiatrie und Psychotherapie sowie Paar- und Familientherapeutin. Sie lebt und arbeitet seit 2003 in der Schweiz. Seit 2012 ist sie in ihrer eigenen Praxis in Winterthur tätig. Zwischen 2008 und 2012 verfasste sie ihre Doktorarbeit am Medizinhistorischen Institut Zürich unter der Betreuung von Prof. Iris Ritzmann und der Leitung von Prof. Flurin Condrau über »Die Ärztliche Seelsorge nach Edgar Michaelis«. Als Quellenmaterial für die Dissertation diente der Nachlass von Edgar Michaelis aus den Archiven der Medizinhistorischen Institute in Zürich und Bern.